OPÉRATION CÉSARIENNE

OBSERVATION

D'UNE

OPÉRATION CÉSARIENNE

PRATIQUÉE SUR UNE FEMME ENCEINTE

AFFECTÉE D'UN OSTÉOSARCOME DU COCCYX ;

PAR

M. X. DELORE,

Chirurgien en chef désigné de la Charité.

LYON

IMPRIMERIE D'AIMÉ VINGTRINIER

RUE BELLE-CORDIÈRE, 14.

1862

OBSERVATION

D'UNE

OPÉRATION CÉSARIENNE

PRATIQUÉE SUR UNE FEMME ENCEINTE,

AFFECTÉE D'UN OSTÉOSARCOME DU COCCYX,

La femme qui a subi cette opération était déjà mère de deux enfants et elle était devenue enceinte une troisième fois, malgré le développement d'une énorme tumeur du coccyx qui oblitérait complètement le vagin. La rareté d'un fait semblable, l'intérêt qui se rattache à quelques particularités qu'il a offertes m'ont engagé à le publier.

OBSERVATION. — *Ostéosarcome volumineux du coccyx : opération césarienne au terme de la grossesse ; incision de l'utérus au niveau de l'insertion placentaire ; hémorrhagie épouvantable ; enfant vivant ; mort de la mère.*

Madame Dubost s'est mariée à seize ans. Grande, parfaitement conformée et d'une excellente santé, elle eut un premier accouchement à dix-sept ans et demi ; il fut bon et ne présenta rien de particulier. A l'âge de dix-huit ans, elle s'assit brusquement par inadvertance sur la pointe du soulier de son mari, et elle ressentit au niveau du coccyx une douleur excessivement vive. Après quelques jours la douleur se calma, puis se manifesta de nouveau à dix-neuf ans, pendant une seconde grossesse. Au moment de l'accouchement on s'aperçoit qu'une tumeur volumineuse envahissait le vagin et ne faisait pas saillie à l'extérieur ; la malade, malgré ses souffrances, en avait méconnu l'existence. La sortie spontanée de l'enfant paraissant impossible, on fit une application de forceps qui fut pleine de difficultés. A la suite de cet accouchement pénible, la malade resta trois mois au lit, souffrant beaucoup dans les parties inférieures du bassin, près de la vulve. Au bout de ce temps, elle se remit un peu, reprit quelques forces, put vaquer avec précaution aux travaux de son ménage, veiller à l'éducation de ses enfants et aux intérêts de son commerce. Elle était obligée de s'asseoir tantôt d'un côté, tantôt de l'autre ; la marche lui était pénible ; elle la supportait une heure ou deux à peu près. Cet état dura pendant quatre ans avec quelques alternatives.

Depuis une année, la tumeur a considérablement augmenté à l'extérieur ; la malade éprouve de la difficulté pour aller à la selle et souffre en urinant. Elle a toujours été bien réglée. Prévoyant le danger d'un autre accouchement, M. Gay, son médecin ordinaire, lui recommanda, ainsi qu'à son mari, d'éviter soigneusement une nouvelle grossesse.

Malgré cet avis prudent, dont elle comprenait parfaitement, du reste, toute la valeur, Madame D... redevint enceinte, et me fut alors adressée le 27 décembre 1861.

État actuel. — Sa constitution est encore assez bonne ; cependant elle a maigri et son teint est plus pâle que d'habitude. Elle vient de faire à pied un trajet d'une heure. Elle se croit enceinte ; et en effet, elle a eu ses règles pour la dernière fois le 18 août, par conséquent sa grossesse peut dater de moins de quatre mois. Son ventre a acquis un développement plus prononcé que ne le comporte l'âge de la gestation ; elle prétend avoir senti les mouvements de l'enfant il y a quelques jours. On entend le bruit de souffle utérin dans les deux fosses iliaques seulement. Depuis trois mois les seins se sont gonflés et sécrètent un peu de lait ; phénomène qui avait eu lieu déjà dans ses précédentes grossesses. La grossesse ne peut donc pas être mise en doute.

Une tumeur volumineuse, qui semble avoir son point de départ au niveau du coccyx, occupe la région ano-périnœale. En avant, elle arc-boute contre le pubis, en refoulant contre lui le rectum et la paroi postérieure du vagin. En arrière, elle fait une saillie qui dépasse d'environ huit à dix centimètres le plan postérieur du tronc. Latéralement elle s'enfonce profondément sous les muscles fessiers avec lesquels elle a probablement contracté de solides adhérences. Son volume est à peu de chose près celui d'une tête d'adulte. Son diamètre antéro-postérieur est de vingt-quatre centimètres. Sa surface est irrégulière, mamelonnée, bosselée ; elle est recouverte par la peau, amincie et parcourue par des veines nombreuses ; on ne peut lui imprimer aucun mouvement ; certains points présentent une fausse fluctuation ; une ponction a été faite autrefois et il ne s'est écoulé que du sang.

L'index introduit dans le vagin est serré entre la tumeur et le pubis, mais comme la tumeur jouit de quelque élasticité, il est possible d'en refouler les couches superficielles et de placer deux doigts l'un en avant de l'autre ; j'estime donc à trois centimètres et demi ou quatre cent. le diamètre antéro-postérieur du vagin, en s'aidant d'une pression légère ; sur les côtés du vagin l'espace est moins étroit. Le doigt porté à une hauteur de cinq à six centimètres dépasse la principale saillie de la tumeur dans le vagin et on sent une partie molle qui est probablement la lèvre antérieure du col utérin.

Toute l'étendue du sacrum est intacte.

On peut donner à cette affection le nom *d'ostéosarcome*, développé dans le coccyx après une contusion.

J'ai cherché s'il n'y avait pas du côté de la famille quelque antécédent qui pût expliquer le développement d'une affection semblable; mais je n'ai trouvé aucune cause héréditaire ; son père, sa mère, ses frères et ses sœurs sont tous vivants et jouissent d'une très-bonne santé.

Il fallait choisir entre deux alternatives également graves, *l'avortement provoqué*, ou *l'opération césarienne* ; car si l'on abandonne cette femme aux ressources de la nature, elle doit infailliblement succomber ainsi que l'enfant qu'elle porte dans son sein.

Pour résoudre un problème aussi grave, je voulus avoir l'opinion de quelques-uns des médecins les plus distingués de Lyon, et je priai MM. Bouchacourt, Desgranges, Berne et Ollier de me prêter le concours de leurs lumières.

Je vais résumer les principales opinions qui furent émises dans cette consultation. Peut-être y remarquera-t-on quelques idées divergentes, ce qui ne doit point étonner en face d'un problème si difficile.

En faveur de l'*avortement* on fit valoir les raisons suivantes :

Mme D... est une mère de famille dont l'existence est importante pour l'éducation de ses deux enfants qu'elle surveille avec autant de soin que d'intelligence ; son mari a pour elle une vive affection ; autant il désire conserver sa femme qui est à la tête de son commerce, autant il redoute les charges de la famille qui pèseront sur lui avec le veuvage. De plus, Mme D... est parfaitement au courant des conséquences de sa triste situation ; l'opération césarienne est pour elle un arrêt de mort ; elle exprime le vœu formel de subir un avortement provoqué qu'elle sait être pour elle la seule planche de salut ; aussi elle attend avec anxiété la décision de la consultation.

Les considérations que je viens de mentionner sont peu médicales ; ce sont celles qui frappent le plus les gens du monde et si elles sont ici reproduites c'est pour montrer combien différemment raisonne le médecin.

La tumeur de cette pauvre femme est pour elle une cause de gêne considérable, et même tôt ou tard elle compromettra son existence ; il est probable que la grossesse donne au mal une marche plus rapide. Il est difficile de fixer l'époque du terme fatal, toutefois, considérant la lenteur de son accroissement, le peu de gravité des troubles fonctionnels , la bonne constitution de la malade, on peut espérer au moins deux ans de vie. Or, ce sont ces deux années probables qu'il faut mettre en parallèle avec la vie d'un fœtus de 3 mois et demi à 4 mois.

L'être qui est dans l'utérus de cette femme, possède bien une existence éminemment respectable ; mais pourra-t-il arriver au terme de neuf mois dans le sein d'une mère atteinte d'une lésion dont sa présence hâte le développement ? Puis quand il viendra au monde à terme, ne sera-t-il pas entaché d'un vice constitutionnel sérieux qui empoisonnera ou abrégera ses jours ?

Si donc la vie actuelle de la mère est plus utile à la société, il faut tâcher de la lui conserver. Or, l'unique moyen c'est l'*avortement provoqué* qu'on pratiquera le plus tôt possible, car l'opération césarienne tuera certainement la mère déjà malade.

Avant d'adopter l'avortement on doit se poser deux questions :

La première c'est de savoir s'il est possible ; la seconde s'il est dangereux.

— *L'avortement est-il possible?*

Le diamètre antéro-postérieur du vagin étant d'environ 3 cent. et demi, en exerçant une pression sur la tumeur, il est donc permis de penser que la tête du fœtus pourra passer. A cinq mois, le diamètre bi-pariétal de la tête du fœtus est environ de 5 centimètres ; à quatre mois, il sera donc de 3 centimètres et demi à 4 centimètres. Mais à cet âge, la tête possède une grande mollesse , elle est susceptible de s'allonger considérablement sans le moindre effort, et l'on ne peut mettre en doute la possibilité physique de son issue à travers un canal même aussi étroit. Du reste, les moyens employés pour provoquer l'avortement pourraient aussi dilater le vagin.

Il est probable qu'on obtiendrait assez facilement l'avortement ; les injections vaginales et utérines, le tamponnement , le cathétérisme , ont une efficacité bien prouvée et sur laquelle on peut compter.

L'*avortement est-il dangereux ?* Il a cela de triste qu'il sacrifie nécessairement le fœtus, il faut donc qu'il mette de son côté toutes les chances de succès pour la mère. Sous ce rapport, il donne peu d'inquiétudes, car à quatre mois, l'avortement a des suites moins sérieuses que l'accouchement.

Pour l'*opération césarienne* on a fait valoir les raisons suivantes :

Le doigt introduit dans le vagin est serré ; le diamètre du canal ne dépasse donc pas 2 centimètres, et par conséquent un fœtus de quatre mois ne pourra passer. Il ne faut pas compter sur la compressibilité de la tumeur, car les portions qu'on déprime au milieu sont refoulées sur les parties latérales ; en pressant sur un point on peut augmenter le diamètre, mais on ne peut le faire en comprimant sur une large surface comme ce sera nécessaire pour l'avortement. D'ailleurs , au moment de la parturition , les tumeurs, loin de se ramollir, se congestionnent et augmentent de volume.

L'avortement rencontrerait un autre genre de difficulté, il serait peut-être impossible de le provoquer et de déterminer les contractions utérines, car le doigt ne peut atteindre l'orifice du col.

Cette opération devrait toutefois être tentée si elle ne présentait pas de danger pour l'existence de la mère, mais elle serait excessivement dangereuse pour elle. En la pratiquant on s'exposerait donc à sacrifier deux êtres; fâcheuse alternative qu'il faut éviter à tout prix. A quatre mois, le placenta est volumineux, il pourrait être retenu; de plus, l'état congestif du bassin et de la tumeur qui accompagnerait nécessairement l'avortement, déterminerait un état fébrile qui aurait des conséquences fort graves.

Il faut avouer que la vie de l'enfant court quelque risque ; si la tumeur prend un accroissement rapide, il y aura peut-être de nouvelles indications à remplir et une nouvelle conduite à tenir. Ainsi on pourrait attendre à sept mois, faire alors un accouchement prématuré artificiel, et lacérer s'il le fallait la tumeur pour faciliter l'issue du fœtus, on aurait ainsi des chances d'avoir un enfant vivant, tout en compromettant bien plus gravement la mère que maintenant. Le développement peu rapide de l'affection depuis le début de la grossesse permet d'espérer que celle-ci pourra arriver à terme.

Au point de vue moral comme au point de vue des intérêts de la mère, l'avortement eût été préférable à deux mois plutôt qu'à quatre mois ; mais à cette époque il est difficile d'affirmer positivement la grossesse ; ensuite les opinions sont partagées, sur la possibilité de l'avortement et sur sa moralité plus grande.

La vie de l'enfant doit être préférée à la vie de la mère. Il n'a que quatre mois, mais les chances sont pour lui. Il peut venir à terme, jouir d'une bonne santé, et rendre des services à la société, de plus il pourra recevoir le baptême, chose si importante au point de vue religieux.

La mère elle, est vouée à une mort certaine, elle a une tumeur inopérable qui lui laissera, quoi qu'on fasse, à peine cinq ou six mois d'existence. Cette tumeur est une complication de l'accouchement et non de la grossesse. C'est une de ces affection que l'on peut désigner sous le nom de *Noli me tangere*. Si donc la tumeur est un *Noli me tangere*, la grossesse en est aussi un. La mère est déjà sacrifiée, l'art ne peut rien pour elle, tandis qu'il peut beaucoup pour la vie de l'enfant ; en pratiquant l'opération césarienne, on a toutes les chances possibles de le sauver ; on ne fera qu'avancer de quelques mois peut-être la fin certaine de la mère.

L'hystérotomie est donc ce qu'il y a de plus rationnel ; on devra la pratiquer, loin de Lyon, en s'entourant de toutes les précautions nécessaires, et se mettant dans de bonnes conditions ; elle amènera sans doute la mort d'une femme déjà affectée d'une lésion si considérable, cependant il est permis de ne pas complètement désespérer du succès.

D'après l'avis de la majorité des consultants, il fut décidé que l'opération césarienne serait pratiquée au terme de la grossesse.

La décision que nous venions de prendre produisit une vive émotion à cette pauvre femme, toutefois, grâce aux bons soins dont elle fut entourée, elle attendit patiemment le moment qu'on lui avait assigné.

Pendant ce temps la santé de cette femme ne présenta aucun phénomène bien digne de remarque. Cependant au septième et au huitième mois, elle fut plus souffrante que d'habitude ; la marche et la station debout lui devinrent si pénibles, qu'elle passait au lit la plus grande partie de la journée. La tumeur fit des progrès à peine sensibles. On percevait facilement les mouvements du fœtus et les battements de son cœur.

Dans le dernier mois, madame D... ressentit plusieurs fois des coliques, ou de fausses douleurs, qui lui faisaient toujours penser que le travail allait commencer ; cela n'empêcha pas son état de subir une notable amélioration. Elle prit de l'embonpoint et put vaquer à quelques occupations de ménage et de commerce ; elle était donc dans des conditions de santé aussi satisfaisantes que possible, lorsque les douleurs de l'enfantement survinrent.

Je fus appelé auprès d'elle le 6 juin 1862 et je jugeai d'après quelques signes rationnels que la dilatation du col était complète. Je tenais à observer le précepte de Kilian qui conseille de ne pas opérer avant la dilatation ; le toucher vaginal ne fournissant aucun renseignement positif, je me fondais sur la durée des douleurs sérieuses qui était de six heures ; sur la rupture de la poche des eaux datant de quatre heures, et enfin sur les renseignements de la malade, qui disait avoir accouché deux fois très-rapidement. Le volume de la tumeur en même temps qu'il rendait infructueuse l'investigation vaginale, empêchait le fœtus de s'engager dans le bassin, de telle sorte que le fond de l'utérus occupait le creux épigastrique.

A l'auscultation j'entendis les bruits du cœur au-dessus de l'ombilic, et j'annonçai que probablement, il y avait présentation du siége. Les battements étaient normaux.

Je fis administrer un lavement à la malade et je pratiquai le cathétérisme vésical.

La maison qu'elle habitait était située sur le point le plus culminant de la Croix-Rousse et de tout Lyon, sa chambre étant suffisamment vaste, je ne crus pas devoir chercher ailleurs des conditions préférables de salubrité

Opération. — A midi madame D... étant éthérisée, je procédai à l'opération assisté de plusieurs internes de l'Hôtel-Dieu et surtout de MM. les docteurs Pomiès et Icard dont l'habileté et le sang-froid me furent d'un grand secours. La peau fut incisée suivant le procédé de Deleurye sur la ligne médiane, de l'ombilic au pubis, dans une longueur de quinze centimètres environ ; après la peau la ligne blanche fut divisée dans la même étendue. L'utérus apparut alors avec sa teinte d'un rouge foncé ; on appliqua contre lui le bord des téguments pour empêcher le sang de s'insinuer dans la cavité abdominale; en palpant les parois de l'utérus, elles paraissent très-épaisses, et je me trouve dans l'incertitude de savoir si cette sensation est produite par l'insertion du placenta, ou par l'application exacte du dos du fœtus, après l'écoulement des eaux. Mais le doute ne fut pas de longue durée ; au premier coup de bistouri, un jet de sang abondant vint clairement démontrer que l'incision devait porter au niveau de l'attache placentaire. Malgré l'application des doigts des aides, le sang s'échappe à gros bouillons, tellement la vascularisation est considérable ; à chaque coup de bistouri on ouvre un sinus dont le sang jaillit avec force au visage de l'opérateur, et sur les personnes qui l'entourent, puis il coule abondamment en bavant. Voyant que l'hémorrhagie devenait de plus en plus considérable, que la paroi utérine avait une épaisseur énorme, je modifiai ma manière de faire; au lieu d'inciser à petits coups et dans toute l'étendue de la plaie, je pratiquai en haut une perforation de l'utérus dans un seul point, puis j'introduisis dans cette petite ouverture l'index gauche, avec lequel je décollai rapidement le placenta en le renversant de gauche à droite, ensuite me guidant sur ce doigt j'incisai l'utérus avec un bistouri boutonné d'un seul coup de haut en bas. Pendant que MM. Pomiès et Icard appliquaient exactement les bords de la peau et de la matrice, j'introduisis mes deux mains dans l'utérus et je saisis par les tempes la tête de l'enfant qui fut extrait de l'utérus vivant et bien conformé.

Ce moment, je puis l'avouer, fut pour moi d'une poignante émotion. Le sang avait coulé avec tant de profusion qu'à chaque instant nous pouvions redouter de voir notre opérée succomber entre nos mains.

Ce fut alors que les cris d'un enfant robuste et bien portant vinrent ranimer notre courage et nous montrer que notre œuvre n'était point inutile.

Après la ligature du cordon, je détachai le placenta, que j'enlevai ainsi que les membranes; puis trois personnes saisissent à pleines mains les parois utérines pour arrêter l'hémorrhagie qui était toujours extrêmement abondante ; pendant ce temps et jusqu'à la fin du pansement, M. Pomiès fit la compression de l'aorte ; je constatai alors que la dilatation du col était complète. Peu à peu on abandonna l'utérus à lui-même, je plaçai dans sa cavité une éponge, je fis de nombreuses aspersions d'eau froide et je vis avec satisfaction que l'organe se contractait et que l'hémorrhagie diminuait sensiblement. Les plaies étant soigneusement lavées, je procédai à la suture des parois abdominales sans avoir fait aucune ligature.

Je donnai la préférence à la suture métallique qui, depuis plusieurs années, m'a fourni d'excellents résultats; douze points de suture sont appliqués; une ouverture est laissée à la partie inférieure ; on y place une mèche qui va jusque dans l'utérus. Quatre grandes bandelettes qui font une fois et demie le tour du corps assurent la solidité de la réunion, qui est recouverte d'un pansement simple et d'un bandage de corps.

On n'éprouva pas beaucoup de peine à contenir les intestins ; deux fois une anse vint faire saillie à la partie inférieure et une fois une portion d'épiploon se montra en haut ; le seul accident, la seule difficulté grave de l'opération fut l'hémorrhagie épouvantable, que j'estime approximativement à 3 litres de sang. Je prescrivis à mon opérée 0,10 centig. d'extrait thébaïque , une tisane émolliente et le repos le plus complet.

Pendant toute la soirée qui suivit l'opération, Mme D... fut en proie à une soif dévorante qui était due à la grande quantité de sang qu'elle avait perdue ; elle était d'une extrême pâleur, son pouls petit battait 120 pulsations par minute; du reste, elle ne souffrait pas et causait avec beaucoup de calme.

Dans la nuit du 6 au 7, la soif continua à être intense, la malade ne dormit pas ; elle se souleva un peu et put uriner. Du sang s'écoule par la partie inférieure de la plaie, c'est à peine si quelques gouttes apparaissent à la vulve.

7 *juin*, 24 heures après l'opération, on défait le pansement, et il n'y a aucune trace d'inflammation ; le ventre n'est ni ballonné, ni douloureux. La malade est toujours fort pâle, son pouls est à 160, quoique la peau soit assez fraîche ; la respiration est profonde.

8 *juin*. La malade a passé une nuit agitée. On a été obligé d'aller de grand matin auprès d'elle pour la sonder ; depuis ce moment, on dut la cathétériser trois fois par jour. La journée cependant fut très-bonne ; le pouls est à 115, la malade boit avec plaisir de l'eau de Vichy avec du sirop de capillaire. On lui administre un lavement qu'elle ne rend pas. La mèche est retirée ; le sang ne coule pas par la vulve, malgré quelques injections émollientes.

Jusqu'ici aucun accident immédiat ne s'était produit; sans doute l'état de la malade était grave, mais rien n'indiquait encore de quelle façon devait survenir une issue fatale.

9 *juin*. Ce jour-là, Mme D... se traîne elle-même d'un lit à un autre pour qu'on puisse plus facilement changer ses draps souillés de sang ; cette imprudence fut bientôt suivie de coliques et de douleurs dans le bas-ventre. Toutefois la langue est encore bonne, le pouls n'est qu'à 110. La situation de notre pauvre opérée est néanmoins des plus pénibles ; à cause de la saillie de la tumeur en arrière, elle ne peut rester sur le dos ; et quand elle veut se coucher de droite à gauche, elle est obligée de s'asseoir préalablement. De plus, malgré plusieurs lavements émollients, on n'obtient aucune selle.

10 *juin*. Le pouls est à 148, la langue légèrement saburrale comme dans un embarras gastrique ; le ventre est un peu plus gros que les jours précédents, à peine douloureux ; la suture métallique a pris dans toute son étendue. Là où était la mèche on aperçoit une anse intestinale qui fait une saillie du volume d'une noisette et qui adhère aux bords de la plaie. La malade a quelques nausées, on lui administre des prises de calomel et magnésie, on continue l'eau de Vichy.

11 *juin.* Il y a eu quelques vomissements bilieux et des vents ; le pouls est seulement à 120, mais la peau est chaude et fébrile pour la première fois depuis l'opération. Les conjonctives ont une légère teinte ictérique ; le ventre n'est cependant ni douloureux, ni ballonné ; les urines sont rouges et sédimenteuses, l'anse intestinale est rose et couverte de bourgeons charnus ; la constipation est opiniâtre ; l'écoulement par la plaie est séro-purulent, à peine teinté de sang ; par la vulve il ne sort que quelques gouttes. La tumeur possède une chaleur très-appréciable au toucher ; en même temps qu'elle est plus chaude, elle est plus douloureuse à la pression, et son volume a augmenté de telle sorte qu'elle arc-boute contre l'arcade pubienne, gênant en même temps l'issue de l'urine et de l'écoulement utérin.

Il n'apparaît aucun symptôme de la fièvre de lait.

12 *juin.* Les mêmes phénomènes continuent, pas de vomissements ; la malade prend du vin et du bouillon.

Le 13 le pouls est à 160, madame D. est dans une anxiété inexprimable ; son faciès est altéré, elle va à la selle pour la première fois. D'abondants vomissements se déclarent dans la journée, ils résistent à la glace, à la potion de Rivière, à l'opium.

Le 14, la tumeur qui s'était sourdement enflammée, s'ouvre spontanément en arrière dans sa partie la plus saillante ; il s'en est écoulé environ un demi verre d'un liquide sanguinolent ; les vomissements ont cessé, mais la malade succombe à deux heures de l'après-midi, huit jours après l'opération.

Malgré l'intérêt scientifique que présentait l'autopsie, il fut impossible de la pratiquer. Du reste il y avait dans ce fait bien peu de points douteux.

J'ai reçu le 18 juillet les nouvelles de l'enfant, il jouissait d'une excellente santé.

RÉFLEXIONS.

Il est rare qu'un ostéosarcome soit développé au point d'être cause d'une opération césarienne. J'ai fait quelques recherches à ce sujet dans les collections de journaux et dans les principaux ouvrages obstétricaux, et entre autres dans ceux de Gardien, Lachapelle et Boivin et je n'ai trouvé que deux cas mentionnés dans un travail de M. Puchelt, élève de Nœgèle.

On ne pouvait songer à l'extirpation de la tumeur de notre malade, soit à cause de son volume énorme, soit à cause des adhérences étendues qu'elle avait contractées avec le sacrum, le rectum, le vagin et les parties profondes des deux fesses. Il fallait donc opter entre l'avortement *provoqué* et *l'opération césarienne.*

L'*avortement provoqué* est évidemment, en thèse générale, une acte moins moral que l'*hystérotomie*, mais il est des cas cependant où, dans un intérêt social parfaitement légitime, on sacrifie sciemment le fœtus quoiqu'on ne puisse jamais affirmer de sauver sa mère. Si la tumeur de notre malade n'avait pas été d'une nature inquiétante, si ses jours n'avaient pas été comptés, nul doute que la majorité des consultants ne se fût ralliée à pratiquer chez elle l'avortement qu'elle sollicitait avec tant d'instance. Telle eût été je crois la conduite généralement tenue par les praticiens les plus autorisés de Paris, et dont Cazeaux s'est fait il y a quelques années l'éloquent interprète dans une lutte académique mémorable. Telle eût été à plus forte raison la pratique anglaise, qui s'occupe avant tout de sauvegarder les intérêts de la mère. Cependant, malgré ses dangers parfaitement avérés, l'opération césarienne compte des partisans adversaires déclarés de l'avortement médical, je me bornerai à citer MM. Villeneuve, de Marseille, et Lebleu, de Dunkerque.

Quant à la question de savoir si l'avortement est plus licite à une époque qu'à une autre de la grossesse, je ne partage point l'opinion d'Aristote qui le considérait comme permis dans la première semaine, et je pense qu'il est aussi grave de faire périr un fœtus de deux mois qu'un fœtus de quatre mois. En dehors de l'époque de la viabilité, toutes les périodes de l'âge fœtal ou embryonnaire me semblent mériter les mêmes égards, et ne me paraissent point devoir justifier une préférence quelconque.

L'étroitesse du vagin était telle que l'index éprouvait de la peine à s'y introduire ; la fécondation ne put donc se faire que par le dépôt de la semence à l'orifice, puis elle s'est insinuée jusqu'à l'utérus par l'action de la pesanteur ; la situation de la tumeur a dû favoriser ce mode de progression.

Le fait capital de l'opération fut l'*insertion du placenta* au niveau de l'incision, d'où résultèrent une épaisseur considérable de tissus à diviser et une hémorrhagie qui faillit avoir les plus funestes conséquences.

L'épaisseur des parois utérines n'est pas signalée dans les ouvrages d'obstétrique, il est vrai qu'elle n'est pas un grand inconvénient ; ce qui est le plus inquiétant c'est l'abondance du sang qui s'écoule. A voir le peu de place que les auteurs lui donnent dans leurs écrits, je suis disposé à croire que cet écoulement n'est pas en général aussi redoutable que celui que j'ai observé. Planchon qui a fait (1801) sur l'opération césarienne un mémoire assez médiocre considère cet accident comme peu sérieux, et les auteurs plus modernes n'y prêtent guère plus d'attention.

Préoccupé par l'état alarmant de mon opérée, dont la pâleur était extrême, le pouls insensible, je me suis posé les questions suivantes :

1° *Est-il possible de reconnaître l'insertion du placenta avant l'opération?* M. Depaul, dans son remarquable traité d'auscultation obstétricale affirme qu'il est impossible d'arriver par l'application de l'ouïe à la connaissance de ce fait. MM. Cazenave, Monod, Carrière ont émis une opinion contraire. Pour ceux qui connaissent l'autorité de M. Depaul en pareille matière, le choix entre ces assertions opposées me paraît peu douteux. Chez ma malade j'avais pratiqué l'auscultation avec le plus grand soin et au-dessus de l'ombilic et dans les parties voisines je percevais les battements du cœur fœtal dans toute leur pureté. C'était là précisément qu'était inséré le placenta.

Si le diagnostic de cette insertion pouvait être posé avec certitude, il serait possible d'adopter un autre procédé opératoire, l'incision latérale ou l'oblique.

Malheureusement le bruit de souffle s'entend plus distinct sur les parties latérales même quand l'insertion est sur la ligne médiaire.

2° Quand la paroi abdominale a été ouverte et qu'on commence à inciser l'utérus, le diagnostic n'est plus douteux, l'hémorrhagie l'atteste suffisamment ; les moyens qu'on lui oppose sont la compression, l'eau froide, la glace et surtout une prompte opération qui permette le retrait de l'utérus.

A ces préceptes utiles, je crois qu'on peut joindre encore quelques précautions. Dès qu'on arrive à l'utérus, on doit le palper et chercher quelle est l'épaisseur de ses parois. Si l'on reconnaît l'insertion placentaire à leur épaisseur et à leur mollesse, il sera souvent possible de porter l'incision utérine un peu plus à droite ou à gauche pour l'éviter. On pourrait aussi faire l'incision un peu oblique, car je ne pense point que le parallélisme des plaies utérine et abdominale soit une condition essentielle.

Un moyen excellent pour exécuter rapidement l'incision des fibres utérines et avoir peu d'hémorrhagie, c'est de perforer l'utérus en un seul point, d'y introduire l'index gauche, dont on se sert d'abord pour décoller le placenta, puis comme conducteur pour agrandir sans hésitation l'ouverture de la matrice avec un bistouri boutonné, j'ai eu à m'applaudir d'avoir agi de la sorte ; l'incision est ainsi fort simplifiée. Aucun auteur que je sache n'a donné ce précepte.

www.ingramcontent.com/pod-product-compliance
Ingram Content Group UK Ltd.
Pitfield, Milton Keynes, MK11 3LW, UK
UKHW012132240726
13965UKWH00005B/2126

9 782013 464352